ÉTUDE

SUR UN NOUVEAU TRAITEMENT

DE CERTAINES AFFECTIONS

DE LA CORNÉE

PAR

Le Dr E. HUDELLET

Lauréat de l'École de médecine de Lyon,
Interne en médecine et en chirurgie des hôpitaux de Paris.

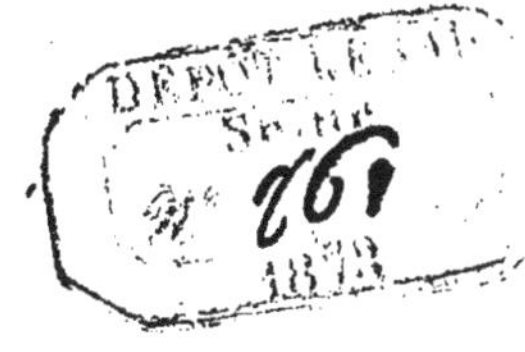

PARIS

IMPRIMERIE DE A. PARENT

IMPRIMEUR DE LA FACULTÉ DE MÉDECINE

31, rue Monsieur-le-Prince, 31

1873

ÉTUDE

SUR UN

NOUVEAU TRAITEMENT DE CERTAINES AFFECTIONS

DE LA CORNÉE

La pathologie oculaire a fait dans ces derniers temps de grands progrès ; la thérapeutique surtout s'est enrichie de procédés nouveaux d'une incontestable valeur ; cependant, même parmi les affections externes de l'œil, il en est qui paraissent rester encore au-dessus des ressources de l'art. Sous ce rapport, certaines maladies de la cornée se font remarquer entre toutes et l'on éprouve souvent un embarras extrême lorsqu'il s'agit d'établir une médication rationnelle. Rien de plus naturel et de plus explicable que cet embarras ; on a préconisé, en effet, un très-grand nombre de traitements, chaque auteur a fourni à l'actif de son procédé quelques faits favorables. Malheureusement une expérience plus complète, une étude plus approfondie est bientôt venue en démontrer l'insuffisance.

Nous nous proposons de rapporter un certain nombre d'observations, où l'on a eu recours à une thérapeutique nouvelle, à la trépanation cornéenne, qui depuis peu a fait son entrée dans la pratique chirurgicale et paraît appelée à un certain avenir. Les résultats nous

ÉTUDE

SUR UN NOUVEAU TRAITEMENT

DE CERTAINES AFFECTIONS

DE LA CORNÉE

PAR

Le Dr E. HUDELLET

Lauréat de l'École de médecine de Lyon,
Interne en médecine et en chirurgie des hôpitaux de Paris.

PARIS

IMPRIMERIE DE A. PARENT

IMPRIMEUR DE LA FACULTÉ DE MÉDECINE

31, rue Monsieur-le-Prince, 21

——

1873

ont paru remarquables et dignes de fixer l'attention. Mais, nous avons hâte de le dire, on ne saurait trop, en ces sortes de choses, se préserver d'un enthousiasme prématuré ; il faut faire des réserves ; l'avenir seul, en fournissant un plus grand nombre de faits, pourra décider de la valeur réelle et définitive du procédé.

Voici comment nous diviserons le sujet : le trépan a été employé pour des affections entièrement différentes les unes des autres, et nous nous proposons de consacrer un chapitre distinct à chacun des cas où il peut être utilisé. Après quelques notes très-courtes d'historique, nous parlerons successivement de la trépanation dans le cas de staphylomes de la cornée, de kératocone et de leucome total, qui en somme constituent les indications principales de l'opération. Celle-ci a bien été proposée dans quelques autres circonstances, mais les indications sont peu précises, les résultats peu connus, nous ne croyons pas devoir nous y arrêter et nous nous bornerons aux trois divisions indiquées.

Nous remercions notre maître, M. le docteur Ch. Abadie, de ses excellents conseils et de l'obligeance inépuisable dont il a fait preuve à notre égard.

HISTORIQUE

La trépanation oculaire est de date tout à fait récente; à peine en trouve-t-on quelques mentions dans les ouvrages spéciaux ou périodiques ; l'historique ne saurait donc être long. Nous allons pourtant rapporter l'opinion des auteurs qui se sont occupés de la question ; nous montrerons ainsi comment elle se présentait au début, quelles phases successives elle a traversées.

De Graefe, un des premiers, pensa qu'en taillant un petit lambeau, dans le cas de kératocone, on pourrait déterminer une rétraction cicatricielle des plus heureuses dans ses résultats. Sous cette influence, la cornée devait s'aplatir et reprendre une courbure plus en harmonie avec ses fonctions. Il mit bientôt son idée à exécution. C'était une opération laborieuse, difficile, douloureuse pour le malade. Voici, du reste, comment il la pratiqua. Il fit sur le sommet du cône la dissection d'un lambeau de 2 millimètres d'étendue, en ayant soin de ne pas intéresser toute l'épaisseur de la cornée, et de ne point pénétrer dans la chambre antérieure. Il fallait à tout prix respecter les lames profondes de la membrane, c'était une condition essentielle du succès. Les jours suivants on touchait légèrement la perte de substance avec un crayon de nitrate d'argent. Dans plusieurs cas, de Graefe fut assez heureux pour modifier très-avantageusement l'état de ses malades et les quelques chirurgiens qui l'imitèrent n'eurent pas tout d'abord à s'en repentir. Mais ce beau résultat ne devait pas se maintenir, des récidives nombreuses se montrèrent bientôt et l'on fut obligé d'abandonner les espérances qu'avaient fait concevoir des débuts aussi encourageants.

C'était néanmoins un progrès, car c'est probablement cette petite opération, qui a conduit Bowman à la trépanation de la cornée. Il y a sans doute de grandes différences entre les deux opérations (dans l'une, on avait pour condition expresse de ménager les lamelles profondes de la cornée ; dans l'autre, au contraire, on ouvre largement la chambre antérieure), et pourtant il n'est point difficile de voir qu'elles sont toutes deux filles d'une même idée théorique. Les deux chirurgiens ont cherché à déterminer une rétraction, un aplatissement de la cornée, en produisant une perte de substance. Le procédé de Graefe était et devait être insuffisant ; il mettait bien les parties dans de bonnes conditions pour la rétraction ; mais il ne satisfaisait pas à une grande et impérieuse indication : diminuer la tension intra-oculaire. C'est là sans doute la cause de ses insuccès. Que l'on soit appelé à traiter un staphylome ou une cornée conique, la première chose à faire est, en effet, de diminuer la tension des milieux de l'œil, et ce n'est point là, croyons-nous, l'un des moindres avantages de la trépanation.

C'est pour un kératocone que Bowman pratiqua la première fois son opération et, on doit le dire, il ne trouva pas tout d'abord beaucoup de chirurgiens prêts à suivre son exemple. Une telle réserve n'a pas lieu de nous étonner ; c'était une opération hardie s'adressant à un organe délicat et précieux entre tous. Malgré le succès de l'opération, malgré les indications parfaitement et nettement posées, son idée fut froidement accueillie, et nous voyons M. Wecker (*Annales d'oculistique*, 1872) réserver cette opération pour des cas ultimes où la vision et, par conséquent, le malade n'avaient rien à perdre. Pour mieux faire juger comment la question se présentait à cette époque, nous allons rapporter textuellement ce que disaient à propos des indications Bowman et M. Wecker.

Bowman pratique la trépanation de la cornée :

« 1° Dans les cas de cornée conique (staphylome pellucide). On enlève de la partie la plus proéminente de la cornée et suivant le plus ou moins grand degré de distension de cette membrane, un morceau de grandeur variable et on laisse la plaie se cicatriser spontanément.

La rétraction donne alors à la cornée une courbure bien plus favorable pour la vision.

J'ai vu, dit M. Wecker, des malades de Bowman qui présentaient pour le moment un résultat excellent. Néanmoins, je fais ici la même réserve que je fis (et avec raison, comme l'expérience me l'a prouvé) pour l'opération de de Graefe. Le résultat se maintiendra-t-il et, après quelques années, une recrudescence dans le processus ectatique n'est-elle pas à redouter?

2° Dans le cas de staphylome cicatriciel et partiel de la cornée, on enlève la partie distendue partiellement ou en totalité. Sans contredit, il sera indispensable de s'assurer d'abord si une iridectomie antiphlogistique ne peut guérir la distension partielle de la cornée. S'il n'en est pas ainsi et si en pareil cas la trépanation de la cornée parvient à porter remède, il faudra avouer que la thérapeutique oculaire s'est enrichie d'un précieux moyen.

Voici maintenant les indications formulées par M. de Wecker à la même date.

Les indications que je donne pour la trépanation sont les suivantes, mais je me hâte de dire que ces indications sont encore à l'étude.

1° Dans le cas de transformation cicatricielle complète de la cornée, surtout lorsqu'il y a lieu d'admettre qu'au moment de la suppuration totale de cette membrane, le cristallin s'est échappé de l'œil; j'enlève de la partie centrale de la cicatrice une rondelle afin d'établir une fistule permanente; je me base ici sur l'expérience de M. Gradinigo, de Venise, lequel a remarqué, que chez les malades présentant une très-bonne perception quantitative de la lumière avant l'opération, l'établissement d'une pareille fistule pouvait leur permettre de circuler et même de déchiffrer de gros caractères. Pour établir une pareille fistule le trépan me paraît l'instrument le plus commode.

2° Dans le cas de glaucome absolu, lorsque l'atrophie complète de l'iris ne permet plus l'excision d'une portion de cette membrane et que la simple sclérotomie ne suffit pas; j'enlève pour calmer les douleurs et pour échapper à l'énucléation de l'œil, une rondelle de un millimètre et demi de diamètre sur le bord cornéen de manière à ne pas léser le cristallin, ni me trop rapprocher du corps ciliaire, j'établis par ce moyen une large fistule à filtration.

Evidemment, continue M. Wecker, les indications, que je donne pour la trépanation, ont au point de vue thérapeutique une valeur bien moindre que celles fournies par M. Bowman, d'un autre côté j'ai la satisfaction de me dire que je n'emploie un nouvel instrument, dont l'action n'est pas encore bien connue, que dans des circonstances où il n'y a rien à redouter quant à la vision. Une fois qu'on sera familiarisé avec le maniement et l'action du trépan oculaire, on s'en servira alors aussi sans crainte, chez des malades, où le principal but de son application sera une augmentation dans le degré d'acuité visuel. » (De Wecker, *Annales d'oculistique* 1872).

Nous devons maintenant dire quelques mots de recherches et expériences de M. Gradenigo, de Venise. Ce chirurgien fut assez heureux pour voir se développer spontanément une fistule cornéenne, chez un marin, primitivement atteint d'ophthalmie granuleuse épidémique. Ce malade, qui était complètement aveugle auparavant, put ainsi recouvrer une vision assez bonne, pour se promener seul dans les rues, et lire les gros caractères d'imprimerie. Vivement frappé de ce fait, M. Gradenigo fit des expériences nombreuses et il arriva à proposer un manuel opératoire destiné à favoriser l'établissement d'une fistule cornéenne permanente. Nous reviendrons sur ce point et plus longuement à propos des leucomes complets et de leur traitement.

M, Gayat, de Lyon, s'est aussi occupé de la question, et il a fait paraître dans les numéros de l'*Alger médical*, de juin, juillet et août 1873, un mémoire important sur la trépanation dans les leucomes et dans l'atrophie de la cornée. Nous aurons plusieurs fois dans le cours de ce travail à rapporter l'opinion et les idées de cet auteur.

Enfin M. le D^r Ch. Abadie a fait tout dernièrement (30 juillet 1873), une communication très-intéressante, à la Société de chirurgie, au sujet d'un enfant atteint de cornée conique et opéré avec un succès complet. On trouvera plus loin l'observation de ce petit malade, observation qui du reste à déjà été publiée dans la thèse de M. le Dr Rativeau.

MANUEL OPÉRATOIRE.

Nous allons dans ce chapitre envisager d'une façon générale le manuel opératoire, en donner une idée sommaire et dire quelques mots des instruments les plus employés. Nous serons du reste très-bref, car tout ce que nous pourrions dire sur ce sujet sera beaucoup mieux placé à propos de chaque cas en particulier.

Au début les instruments étaient très-simples, très-peu compliqués ; puis comme toujours le chirurgien devenu plus difficile et plus exigeant, a demandé et obtenu des perfectionnements, dont le trépan de M. Wecker, fabriqué par M. Mathieu est pour ainsi dire la dernière expression. Bowman se servait dans ses premières tentatives d'un véritable emporte-pièce, en tout point comparable aux instruments employés par les seillers. C'était une lame cylindrique coupante, qui pénétrait dans les tissus, grâce à un mouvement de rotation, imprimé par la main de l'opérateur. Cet instrument fort simple et assez commode avait pourtant des inconvénients, qui furent signalés par les chirurgiens, imitateurs de Bowman. Dans son mouvement de rotation, la lame coupante pénétrait souvent à d'inégales profondeurs dans la cornée et il en résultait que sur certains points le petit lambeau cornéen était ou pouvait être complètement détaché, tandis que sur d'autres l'incision était à peine commencée. En un mot il y avait un manque absolu de précision ; l'on ne pouvait compter sur une opération faite d'une façon nette et méthodique. Ce défaut a certainement de l'importance, mais beaucoup moins pourtant, qu'on ne serait tenté de le croire au premier abord ; nous verrons pourquoi dans un instant.

Frappé de ces inconvenients, M. Wecker signala quelques désiderata et M. Mathieu construisit l'instrument dont nous avons déjà parlé. Nous n'en entreprendrons pas la description détaillée ; ce serait là une chose difficile d'une part, et peu utile au lecteur ; un coup d'œil jeté sur l'instrument en apprendra beaucoup plus que toutes les descriptions toujours incomplètes et insuffisantes.

Voici du reste la différence essentielle des deux instruments ; dans celui de Bowman, c'est la main du chirurgien qui imprime à la lame coupante son mouvement de rotation ; dans celui de Wecker, il s'obtient grâce à un simple mécanisme, un ressort à détente. Notre intention est de signaler seulement les parties importantes de cet instrument.

Les lames cylindriques coupantes se vissent à l'une des extrêmités de la tige métallique ; elles présentent du reste des diamètres différents, variant de un à quatre et cinq millimètres ; au niveau de leur partie libre, elles sont dentelées, de manière à pénétrer plus facilement dans les tissus. A cette lame coupante vient s'adapter un ressort, qui lui communique au moment opportun, un mouvement rapide de rotation. Un curseur se visse également à cette même extrémité, il est destiné à limiter la profondeur de l'incision cornéenne. Déjà dans l'instrument de Bowman on trouvait quelque chose de semblable. Ce curseur permet toujours de graduer les dimensions de la lame suivant l'épaisseur présumée de la cornée ou de la cicatrice.

Pour armer l'instrument on ramène un levier jusqu'à l'extrémité d'une rainure latérale où il se trouve fixé par un cliquet.

Voici, du reste, ce que dit M. Wecker lui-même au sujet de son trépan (*Annales d'oculistique*, livraison de septembre-octobre 1872).

« L'instrument est construit suivant le principe de la sangsue artificielle. Une lame tranchante , en forme d'emporte pièce, est mue au moyen d'un ressort ; cette lame se trouve placée dans un ajutage solide, pouvant s'adapter exactement à la cornée et à la sclérotique. En

appliquant l'instrument, le tranchant rentre dans l'ajutage et n'en sort, pour couper, qu'au moment où on
lâche le ressort ; de cette façon, en pressant légèrement
l'instrument sur l'œil, on peut éviter l'écoulement des
liquides qu'il renferme. »

Voyons maintenant comment il faut procéder à l'opération et quels soins préliminaires on doit prendre.
Nous serons encore très-bref sur ce point, puisque nous
aurons également à le traiter plus en détail à propos
de chacune des affections dont il sera parlé un peu plus
loin. L'opération ne saurait être faite avec une précision suffisante si le malade n'apporte de son côté une
très-grande soumission ; il est, en général, facile de
l'obtenir d'un adulte qui comprend l'importance du
traitement. On peut, dans ce cas, agir sur l'œil, sans
crainte de voir l'instrument se déplacer et léser les parties voisines. Il n'en est plus de même chez un enfant,
où il faut presque toujours avoir recours aux anesthésiques, dont l'emploi rend tant de services dans les opérations pratiquées sur le globe oculaire à cette période
de la vie. Une autre raison [très-importante milite aussi
en faveur du chloroforme. Si, au moment de l'opération, l'enfant s'agite, fait des efforts, il peut en résulter
une conséquence fort grave, la blessure du cristallin,
dont on s'explique, du reste, parfaitement bien la possibilité. L'humeur aqueuse s'échappe au moment où
l'intrument pénètre dans la chambre antérieure ; le
cristallin n'est plus soutenu par l'équilibre des milieux
et il tend naturellement, sous l'influence des efforts, à
se porter en avant et à se présenter sous la lame coupante. Le chloroforme, en faisant disparaître les efforts
et, par conséquent, les contractions musculaires, donne

sous ce rapport une très-grande sécurité. On fera bien pourtant d'avoir toujours sous les yeux la possibilité de cet accident et de prendre les précautions nécessaires pour l'éviter. — Si le chirurgien croit pouvoir compter sur la docilité du malade, il est inutile d'avoir recours aux anesthésiques, car l'opération est peu douloureuse, puisque on agit sur un tissu de cicatrice dont la sensibilité est assez peu marquée.

Les manœuvres opératoires proprement dites sont très-simples ; après avoir immobilisé l'œil au moyen de la pince à fixation, le chirurgien place le trépan armé sur la partie qui doit être perforée ; il l'y maintient assez solidement pour empêcher tout déplacement et faciliter sa pénétration dans la cornée. Cela fait, on appuie sur le levier, le ressort se détend et, grâce au rapide mouvement de rotation communiqué à la lame cylindrique, celle-ci sectionne les parties sous-jacentes. Assez souvent l'incision est incomplète, et l'on est obligé de faire plusieurs applications de trépan pour détacher complètement la rondelle, surtout dans les cas de cicatrice dure et résistante.

Quelle que soit, du reste, l'affection qui ait nécessité la trépanation, il faut toujours et dans tous les cas faire sur l'œil une compression méthodique ; cette compression est absolument indispensable chez les individus affectés de staphylome ou de cornée conique. Si l'on néglige ce pansement très-simple et très-facile, on aura fait une opération certainement inutile ; la nouvelle cicatrice n'étant pas assez forte pour résister seule à la pression intra-oculaire, il y aura récidive et l'état du malade sera plutôt aggravé qu'amélioré.

Bien entendu, on doit exercer une surveillance très-attentive sur le malade, et se tenir prêt à intervenir par une opération nouvelle ou une parencentèse, si la chambre antérieure, trop tôt refermée, menace de produire une ectasie nouvelle. Souvent, en effet, et nous aurons plus tard occasion de le faire remarquer, la première opération est insuffisante ; il faut, pour obtenir le résultat qu'on désire, pratiquer une série de trépanations se succédant à des intervalles plus ou moins éloignés.

Nous venons de décrire l'opération, telle qu'on peut la concevoir d'une façon théorique. Nous devons maintenant nous demander s'il ne serait point possible de l'exécuter sans recourir à ces instruments spéciaux, que le chirurgien n'a point toujours à sa disposition. C'est là, on le comprend, une question d'un intérêt pratique assez considérable. Nous pouvons, sans entrer dans des détails qui seront mieux placés un peu plus loin, répondre en quelques mots à cette question.

Le trépan est nécessaire dans certains cas, utile dans quelques autres, mais son emploi n'est pas, croyonsnons, toujours indispensable. Ceci demande quelques mots d'explication. Chez certains malades, il importe au plus haut degré de faire une section cornéenne dont les bords soient très-nettement découpés ; cette condition est surtout importante chez les malades atteints de leucome complet, où l'on se propose d'obtenir un tissu assez transparent, pour permettre le passage des rayons lumineux. Le trépan trouve alors son véritable usage et nul instrument ne peut aussi bien satisfaire aux indications. Mais la question change complétement si des leucomes nous passons aux staphylomes partiels de la cornée ; dans ce cas, on cherche seulement à déterminer l'affaissement de l'ectasie et il n'est point indispensable d'avoir une section à bords nets et irréprochables ; aussi peut-on à la rigueur se passer du trépan et employer simplement des pinces à griffes et des ciseaux, mais il faut pourtant que les parois de ce staphylome ne soient ni trop dures ni trop épaisses et se laissent facilement traverser par l'instrument.

Les suites de l'opération sont, en général, des plus simples et de nature à rassurer complétement le chirurgien ; aucun accident, aucune complication sérieuse n'ont été signalés, tout au plus trouve-t-on, dans quelques cas, un peu d'injection périkératique, un léger trouble de la cornée se dissipant rapidement.

Nous ne décrirons pas en ce moment l'opération de M. Gradénigo, ce chirurgien l'a pratiquée seulement pour des leucomes de la cornée et c'est à propos de ces derniers que nous en parlerons.

STAPHYLOMES PARTIELS DE LA CORNÉE

Ce qui constitue, comme on sait, le staphylome partiel de la cornée, c'est une saillie plus ou moins opaque, de forme globuleuse ou conique, qui le plus souvent siége, au début tout au moins, sur la partie inférieure de la membrane. Ce staphylome est pour la vision une gêne très-sérieuse, car non-seulement il détermine l'opacité de la cornée, mais il modifie encore ses courbures.

Il nous paraît tout d'abord utile de passer en revue la pathogénie et la marche de ces staphylomes ; de cette étude découleront, en effet, des indications précieuses pour le choix des moyens les plus propres à enrayer une affection des plus graves et des plus sérieuses.

Le staphylome succède, en général, à une perfora-tion de la cornée ; voici comment les choses se passent dans la majorité des cas. Au moment de la perforation, la chambre antérieure se vide et l'iris vient s'appliquer exactement sur la face postérieure de la cornée ; il s'en-gage en partie dans la fistule accidentelle où le tissu cicatriciel le maintiendra d'une façon définitive. Il ré-sulte de cet enclavement des tiraillements incessants du sphincter irien, des poussées congestives, lesquelles, par un mécanisme assez facile à comprendre, déter-minent une augmentation notable de la tension intra-oculaire.

Voici donc deux éléments importants de la question et qui méritent la plus sérieuse attention au point de vue thérapeutique : d'un côté, une pression intra-ocu-laire souvent exagérée ; de l'autre, une cicatrice ordi-nairement plus faible, moins résistante que les autres parties de la cornée ; c'est-à-dire deux causes au lieu d'une, qui vont agir dans le même sens pour produire le staphylome. Dans ces conditions, la cicatrice ne de-mandant, pour ainsi dire, qu'à céder sous l'influence de la pression excentrique, on voit se produire gra-duellement, parfois même d'une façon très-rapide, une saillie qui reste d'abord limitée au siége de la perfora-tion. Puis, si l'on n'intervient pas rapidement par un traitement méthodique, cette petite saillie se développe aux dépens des parties de la cornée restées saines jus-qu'alors. Bientôt même la membrane tout entière est envahie et devient staphylomateuse. Dans quelques cas, la lésion va encore plus loin ; la sclérotique se laisse distendre dans ses parties les plus rapprochées de la cornée et le globe oculaire prend un volume considérable. Bien entendu, dans ces cas extrêmes, le chirurgien ne peut faire qu'une chose : l'ablation partielle de l'œil, qui permettra au malade de porter une pièce artificielle.

Instruit par l'étude de ces faits, connaissant la pathogénie et la marche du staphylome, on doit se demander par quels moyens il sera possible d'en arrêter les progrès. Les indications sont assez faciles à saisir et à formuler, puisque on connaît les deux causes principales de l'affection, savoir : une faiblesse très-grande de la cicatrice et l'augmentation de la pression intra-oculaire. Il est donc indiqué de modifier cette tension et de favoriser le retrait de la cicatrice. Voyons maintenant s'il est aussi facile de trouver des moyens appropriés que de formuler les indications.

Parmi les procédés classiques, quelques-uns ont simplement pour résultat de mettre l'œil en état de supporter un appareil prothétique : telles sont, par exemple, l'incision et l'excision pratiquées suivant les différentes méthodes. Presque toujours, en effet, à la suite de ces opérations, l'œil est absolument perdu au point de vue fonctionnel. La trépanation est, au contraire, (et ce n'est point là un de ses moindres avantages) entièrement conservatrice. Faite au début du staphylome ou avant qu'il n'ait pris un trop grand développement, elle peut mettre l'œil en état de remplir suffisamment bien ses fonctions. Nous reviendrons plus longuement sur ce point, après avoir rapporté les observations.

Mais il est certains procédés qui méritent de rester dans la pratique chirurgicale ; de ce nombre se trouve

Hudellet.

2

l'iridectomie, faite tout à la fois dans un but thérapeutique et optique ; telles sont encore les paracentèses répétées ; ces procédés peuvent rendre de très-grands services dans certains cas particuliers, sur lesquels nous aurons à revenir.

Ces moyens ne sont pourtant pas toujours efficaces ; assez souvent malgré le traitement, l'affection continue à faire des progrès et menace d'envahir les parties voisines. C'est alors qu'il faut intervenir par un procédé plus énergique, qui agisse tout à la fois sur la pression intra-oculaire et sur les parois du staphylome, en mettant ces dernières dans les meilleures conditions possibles pour la rétraction ; l'emploi du trépan nous paraît répondre à ces deux exigences principales. Il est même possible, croyons-nous, de discerner, dans une certaine mesure, quelle méthode de traitement convient dans chaque cas particulier. Ceci nous amène naturellement à parler des indications et contre-indications de l'opération dans les staphylomes cornéens. Mais, nous le répétons encore, le nombre de faits qu'il nous a été donné d'observer, n'est pas suffisant, pour nous permettre de les poser sans réserves.

Avant d'aller plus loin, nous devons rapporter l'opinion formulée par M. Wecker, dans les annales d'oculistique de 1872. D'après cet auteur, le staphylome se produit sous l'influence d'un processus glaucomateux, et il faut faire, comme premier traitement une large iridectomie. Si elle échoue, on pourra avoir ultérieurement recours à la trépanation.

Mais l'iridectomie paraît avoir relativement peu d'influence sur certains staphylomes à parois épaisses. La cicatrice est, dans ces cas, trop résistante et trop rigide, s'il est permis de s'exprimer ainsi, pour s'affaisser et revenir sur elle-même, après la diminution de la tension oculaire. Dans ces conditions, l'iridectomie, des paracentèses même répétées, restent souvent infructueuses; il faut alors agir sur un autre élément de l'affection, sur la cicatrice, et précisément la perte de substance produite par le trépan va permettre le retrait et l'affaissement de l'ectasie. Cette méthode paraît donc appelée à rendre service surtout dans cette variété en somme assez fréquente de staphylomes.

Certains staphylomes ne sont point justiciables de la trépanation, et quelques autres peuvent parfaitement guérir par l'emploi de moyens ordinaires ; de là deux espèces de contre-indications, contre-indication absolue dans le premier cas, et seulement relative dans le second. Ceci demande quelques mots d'explication.

A un degré très-avancé, le staphylome recouvre toute l'étendue de la cornée, il a plus ou moins entraîné les parties voisines de la sclérotique et pris un tel volume, que les paupières ne peuvent plus que partiellement les recouvrir. Dans ces conditions, le chirurgien ne peut faire qu'une chose, mettre le globe oculaire en état de supporter une pièce artificielle, et pour cela, on peut recourir à un des procédés habituels d'excision.

Nous avons parlé, il y a un instant, de staphylomes à parois épaisses et résistantes ; nous avons vu que dans ce cas la trépanation paraissait indiquée et devait donner de bons résultats. A côté de cette variété, il s'en trouve une autre, qui réunit précisément des conditions tout à fait opposées et comporte aussi un traitement assez différent. On peut tout d'abord avoir recours à l'iridectomie et comme moyen adjuvant aux paracen-

tèses et à la compression. Ce traitement donne souvent
de bons résultats; la cicatrice soutenue et protégée par
le bandeau compressif devient plus résistante et plus
solide, et le staphylome s'affaisse. Mais ce n'est certainement pas là une véritable contre-indication de la trépanation; on pourrait y avoir recours et sans aucun
doute elle serait suivie d'heureux effets. Je voulais seulement faire remarquer que dans cette variété de l'affection, elle n'était point nécessaire et que, à côté d'elle, il
existait d'autres moyens suffisants pour amener la guérison.

Si l'on assiste au début de la maladie, il faut intervenir très-promptement, car c'est le moment où l'intervention est le plus utile et le plus profitable. A cette
période, il y a peu de désordres, le staphylome est petit,
et si l'on arrête ses progrès, la conservation de l'œil sera
possible. Bien entendu la trépanation n'est nullement
indiquée dans ces conditions, il faut avoir recours aux
paracentèses multiples, qui en évacuant le contenu de
la chambre antérieure, font disparaître la principale
cause de staphylomes et permettent à la cicatrice de se
faire dans de meilleures conditions de solidité et de résistance.

J'ai émis il y a un instant une opinion un peu trop
absolue, j'ai dit en effet que la perte totale de la vue
justifiait seule l'excision du staphylome ; cette opinion
n'était point tout à fait juste, car tout bien considéré,
la trépanation, appliquée au traitement de l'affection
qui nous occupe maintenant, est simplement une excision partielle rendue plus méthodique et plus parfaite
par l'emploi d'instruments perfectionnés ; cette opéra-

tion agit en effet en retranchant la partie la plus proéminente du staphylome.

Avant dé décrire l'opération elle-même, il est bon de rappeler quels sont les instruments nécessaires. Il faut avoir un écarteur des paupières et une pince à fixation ; inutile d'insister sur leur usage qui ne présente rien de spécial pour le cas particulier On aura également sous la main des pinces à griffes tout à la fois fines et solides, et des ciseaux minces, assez effilés pour pénétrer facilement dans le tissu cornéen.

Nous arrivons maintenant à la question principale : de quel instrument nous servirons nous pour exciser la rondelle cicatricielle ? Faudra-t-il employer le trépan de Bowman ou celui de Wecker ? Ces deux instruments présentent, nous l'avons vu, d'assez notables différences, quoique conçus d'après la même idée théorique. Nous ne reviendrons pas sur les développements assez longs dans lesquels nous sommes entré à propos du manuel opératoire ; nous voulons seulement indiquer maintenant quelques points spéciaux qui touchent plus particulièrement au traitement des staphylomes. Sans contredit, l'instrument de M. Wecker agit d'une façon plus régulière et plus méthodique, il faut donc y avoir recours, si l'on juge que l'emploi du trépan est vraiment nécessaire ; mais doit-on toujours y avoir recours et n'est-il point possible, dans certains cas tout au moins, de tailler avec des ciseaux le lambeau cornéen. Nous croyons pouvoir répondre par l'affirmative.

Sans doute l'opération sera moins régulière, moins artistique, si l'on peut s'exprimer ainsi, mais les résultats difinitifs seront sensiblement les mêmes. On trouvera du reste un peu plus loin des observations qui permettront de juger, d'apprécier la question. Mais il faut en convenir, ce procédé ne serait point applicable indifféremment à tous les cas ; il conviendrait seulement aux staphylomes à parois minces et se laissant facilement entamer ; le trépan conservant son incontestable supériorité pour les cicatrices dures, épaisses, qui ne pourraient être facilement traversées par les ciseaux.

Avant de passer au manuel opératoire proprement dit, il nous reste encore une dernière et importante question à résoudre ; quelles dimensions donnera-t-on à la perte de substance? Sous ce rapport les instruments de Bowman et de Wecker sont très-commodes, ils présentent des lames coupantes de diamètres différents permettant au gré du chirurgien, de tailler des rondelles plus ou moins considérables. Il n'est point du reste nécessaire de donner à celle-ci de grandes proportions et l'on peut choisir de préférence le cylindre de deux millimètres. Une seule trépanation amène rarement la retraction désirée, l'on est souvent obligé de faire deux, trois opérations, quelquefois même davantage et au lieu d'enlever d'un seul coup une grande partie de la cicatrice, il vaut mieux intervenir plus souvent.

Nous devons maintenant parler de l'opération et des soins préliminaires. Il est un point sur lequel on ne saurait trop insister ; le malade doit être dans une immobilité absolue, si l'on veut procéder avec la précision et la sécurité nécessaires. Nous ne reviendrons pas du reste sur les considérations que nous avons présentées au sujet des anesthésiques, et de leur emploi indispensable dans certaines conditions; on trouvera toutes les indications en se reportant au manuel opératoire.

Le chirurgien confie à un aide la pince à fixation, il

arme ensuite le trépan et place la lame coupante sur la
partie du staphylome qui va être perforée ; il doit l'y
maintenir avec assez de force pour éviter tout déplacement, dont le résultat certain serait la blessure des parties voisines. Cela fait, il lâche le ressort et l'instrument
pénètre dans l'épaisseur des tissus. Il est rare, sauf
le cas de cicatrice mince et peu résistante, de détacher
complètement et du premier coup la rondelle cornéenne.
Il faut alors replacer l'instrument et continuer par une
série d'incisions plus ou moins nombreuses suivant la
résistance des parties ; quand il ne reste plus que de fai-
bles adhérences, on peut laisser le trépan de côté et
terminer l'opération avec les ciseaux. C'est ce qui a été
fait plusieurs fois dans les observations rapportées un
peu plus loin.

La perte de substance est rapidement comblée par
une cicatrice, mais cette nouvelle membrane n'est point
assez résistante pour lutter avec avantage contre la pression excentrique ; abandonnée à elle-même, elle laissera
donc le staphylome se reproduire ; c'est pourquoi il
faut la soutenir et la protéger, et de tous les moyens
le plus utile et le plus efficace est assurément le bandeau
compressif. C'est là, comme nous l'avons déjà indiqué,
un des points les plus importants du traitement, et sur
lequel on ne saurait trop insister ; ce bandeau compressif
bien et méthodiquement appliqué jouera un rôle capital
dans les soins consécutifs.

Une seule trépanation est rarement suffisante, aussi
le malade doit-il être suivi avec le plus grand soin, il
faut l'examiner chaque jour, constater, si le staphylome
s'affaisse régulièrement ; on doit toujours, en cas de résultat incomplet, être prêt à agir, et, selon les circon-

stances, on aura recours à une opération identique ou à une simple paracentèse.

Les deux observations suivantes sont dues à l'obligeance de mon excellent ami et collègue Maunoury.

Obs. I. — Nœgèle (Oscar), âgé de 3 ans, entre le 14 février 1873, salle saint Côme, service de M. de Saint-Germain, à l'Hôpital des enfants malades.

Il y a deux ans, il eut une ophthalmie purulente, à la suite de laquelle il conserva sur la cornée de l'œil droit, une opacité qui s'est laissée distendre et constitue un staphylôme.

Lors de l'entrée à l'hôpital, la cornée de l'œil droit est constituée dans ses quatre cinquièmes par un staphylome opaque, blanc nacré, parcouru par des vaisseaux, et faisant une telle saillie qu'il empêche l'occlusion des paupières. Le cinquième supérieur de la cornée est au contraire parfaitement transparent et permet d'apercevoir l'iris avec son aspect normal, et à ce niveau la chambre antérieure existe. Cette portion de cornée, restée transparente ne permet pas d'apercevoir, même le haut de la pupille. De ce côté, la vision est complétement abolie. Il existe en outre de la conjonctivite palpébrale chronique sur les deux paupières.

L'œil gauche est parfaitement intact. Dans les derniers jours de février, sur l'invitation de M. de Saint-Germain, M. le D^r Ch. Abadie se rend dans le service et fait une trépanation du staphylôme, tant pour produire l'affaissement que pour favoriser la production d'un nouveau tissu plus transparent. Bandeau compressif. Le staphylôme s'affaisse notablement.

16 mars. Nouvelle application du trépan et bandeau compressif. Huit jours après cette nouvelle opération, on constate un résultat inespéré; le staphylôme s'est affaissé notablement et le tissu nouveau qui s'est produit, au niveau de la trépanation est un peu plus transparent que la partie voisine, bien que ce soit insuffisant pour laisser passer les rayons lumineux. Mais ce qui est plus remarquable, c'est que la portion saine de la cornée a notablement augmenté d'étendue et qu'elle forme actuellement le tiers supérieur environ de la cornée comme si le tissu cicatriciel de nouvelle formation avait attiré en bas le tissu sain. Cette portion transparente permet d'apercevoir la partie la plus élevée de la pupille, mais le malade ne distingue encore que très-vaguement les objets avec son œil malade.

Le 27. Troisième trépanation.

26 avril. Quatrième opération, mais cette fois sans pénétrer dans la chambre antérieure.

16 juin. Cinquième séance; on enlève une rondelle comprenant toute l'épaisseur du staphylôme avec les pinces à griffes et les ciseaux sans avoir recours au trépan. Immédiatement en arrière de la perte de substance se présente une surface très-lisse qui est évidemment la face antérieure du cristallin. Pour reconnaître d'ailleurs l'état de la chambre antérieure on passe dans l'ouverture un stylet, que l'on fait remonter facilement derrière la partie transparente de la cornée, en avant de l'iris.

Le 23. Le staphylôme est presque complétement affaissé et l'on songe à faire une iridectomie en haut, lorsque le 26 juin, dans un accès de colère, il arrache le bandeau compressif et se frappe rudement l'œil avec la main; le lendemain nous constatons des hémorrhagies interstitielles de tout le staphylôme, avec trouble de la partie supérieure de la cornée et conjonctivite aiguë.

Les jours suivants, le staphylôme augmente et présente toujours des plaques rougeâtres; il n'y a plus de partie transparente à la cornée et il existe un cercle vasculaire très-riche autour de cette membrane; céphalalgie. Puis le staphylôme s'affaisse; mais au commencement d'août le globe de l'œil commence à s'atrophier, ce qui éloigne toute idée d'intervention et le malade sort de l'hôpital.

Obs. II. — Grangière (Elisa), 13 ans. Entre le 12 septembre 1873, au n° 29 de la salle Sainte-Thérèse, Hôpital des enfants malades, service de M. de Saint-Germain.

Cette enfant a mal aux yeux depuis cinq ans. La cornée du côté droit est vascularisée, complétement opaque, et de ce côté la vision est abolie.

Du côté gauche il existe sur le tiers inférieur de la cornée, un staphylôme arrondi, saillant, gros comme un pois, empiétant un peu sur la limite de la sclérotique.

Au niveau de ce staphylôme opaque existe une synéchie antérieure assez étendue de la partie inférieure de l'iris, ce qui fait que la pupille arrondie régulièrement dans presque tout son pourtour est adhérente et irrégulière à sa partie inférieure.

Le reste de la cornée est d'ailleurs parfaitement transparent, la vision est bonne, mais de temps à autre il y a des douleurs.

16 septembre. Ablation d'une rondelle de tissu opaque avec pinces

à griffes et ciseaux, issue de l'humeur aqueuse; effacement incomplet des staphylômes. Bandeau compressif. Cette première opération a montré que le tissu staphylomateux était épais.

10 octobre. Ablation d'une nouvelle rondelle à côté de la première; après l'avoir limitée avec le trépan qui n'entame que superficiellement le staphylome, on achève avec les pinces à griffes et les ciseaux.

22 novembre. Le staphylôme est très-affaissé, mais incomplétement cependant; il offre maintenant une surface blanche avec petit point translucide au centre. L'enclavement de l'iris existe toujours et l'on attend l'affaissement complet pour remédier à cette lésion.

Obs. III.—(Recueillie à la clinique de M. le D^r Ch. Abadie.

Célestine Formentier, âgée de 5 mois, est apportée le 30 septembre 1873 à la clinique de M. Abadie.

Cette enfant, très-maigre, cachectique, a eu, il y a un mois, une ophthalmie purulente, qui a produit rapidement des lésions sérieuses. Voici dans quel état se présentent les yeux; du côté droit, ancienne perforation avec synéchies totales; il reste à la périphérie de la cornée une petite zone transparente.

Œil gauche. — Staphylome volumineux, occupant les trois quarts inférieurs de la cornée. L'iris, dans la plus grande partie de son bord pupillaire, adhère à la cicatrice; celle-ci ne paraît pas très-épaisse.

30 septembre. M. Abadie pratique une paracentèse de la chambre antérieure et fait appliquer le bandeau compressif.

2 octobre. L'état des parties ne s'est point modifié et on se décide à faire une excision partielle de la partie la plus saillante du staphylome, au moyen de ciseaux et de pinces à griffes.

Le 4. Les parois sont moins distendues et paraissent revenir sur elles-mêmes; paracentèse.

Le 8. Le staphylome s'est modifié d'une façon assez appréciable; la forte proéminence qui existait au début a très-notablement diminué, nouvelle paracentèse.

Le 17. Depuis la dernière paracentèse le staphylome s'est peu modifié; il présente encore un certain volume.

Le 25. Le staphylome est redevenu plus gros et plus proéminent; paracentèse.

3 novembre. Le staphylome a continué à faire des progrès, les parois sont minces et distendues, et M. Abadie se décide à pratiquer une nouvelle opération; comme la première fois, c'est avec les ciseaux qu'il taille le petit lambeau cornéen.

Le 5. Affaissement très-marqué des parois.

Le 8. Le staphylome ne fait plus qu'une très-légère saillie.

Le 24. La cornée est presque rentrée dans ses limites normales ; il reste toujours au-dessus de la cicatrice staphylomateuse, une partie transparente, qui permettra de faire une pupille artificielle.

La lecture de ces observations suffit, croyons-nous, pour faire juger et apprécier la question ; nous ne ferons donc pas sur elles de longs commentaires ; il faut pourtant revenir sur quelques points particuliers. Notons d'abord qu'un affaissement très-appréciable du staphylome a suivi chaque trépanation ; pourtant, il a toujours fallu plusieurs séances avant d'obtenir le résultat désiré.

Chez le malade de la première observation, on a pu remarquer un fait des plus intéressants, l'agrandissement de la portion de cornée restée transparente ; la partie supérieure de cette membrane paraissait attirée en bas, allongée en quelque sorte par la rétraction du tissu cicatriciel.

Ce résultat remarquable et inattendu eut singulièrement amélioré l'état du malade et facilité l'établissement d'une pupille artificielle, si un accident imprévu n'avait fait disparaître tout le bénéfice acquis par un long et minutieux traitement.

Une récidive est survenue chez la petite malade opérée à la clinique de M. le D* Abadie. Sans doute, on peut l'attribuer à l'insuffisance du traitement : nous ferons pourtant remarquer qu'à cette période de la vie (cinq mois), il est très-difficile de maintenir exactement sur l'œil, le bandeau compressif; son rôle est à peu près illusoire ; cette considération nous paraît devoir entrer en ligne de compte et peut-être suffirait-elle à elle seule pour expliquer la récïdive.

A la suite d'une nouvelle opération, tout fait espérer, du reste, que chez cette enfant la guérison sera définitivement obtenue.

Nous aurions voulu rapporter un plus grand nombre de faits, nous espérons pourtant avoir montré l'influence favorable de la trépanation sur les staphylomes de la cornée.

LEUCOMES COMPLETS.

Nous savons maintenant ce qu'on peut obtenir par la trépanation cornéenne dans le traitement des staphylomes partiels. Les cas de leucomes complets ont suscité des tentatives du même genre ; nous devons en étudier les résultats. La question n'est pas encore parfaitement connue, et nous nous estimerons très-heureux, si les quelques faits rapportés un peu plus loin contribuent à l'élucider.

Le chirurgien n'a pas en vue le même résultat que dans le cas de staphylôme ; il veut simplement ouvrir à travers la cicatrice une voie suffisante aux rayons lumineux.

Bien entendu, la thérapeutique ne saurait être très-ambitieuse, il s'agit, en effet, de personnes dont la vue est complètement abolie. Mais, d'une part, si le chirurgien échoue, si ses tentatives restent infructueuses, il aura toujours la consolation de ne pas avoir aggravé l'état de son malade ; que, d'autre part, il obtienne le plus léger résultat, il devra se tenir pour très-heureux, car tel degré minime de la vision, paraissant presque dérisoire à celui dont la vue est intacte, sera pour un individu totalement aveugle, un bienfait inappréciable. Plusieurs des malades, dont on trouvera plus loin l'histoire, pouvaient, après l'opération, reconnaître, compter les doigts et distinguer assez nettement les gros objets. C'est là une vision encore bien imparfaite, mais infiniment préférable pourtant à leur état de cécité absolue.

Avant de passer au sujet qui nous intéresse plus spécialement, je crois devoir rappeler les diverses tentatives faites pour améliorer le sort de ces malheureux. Elles présentent de l'intérêt au point de vue historique seulement ; espérons que la trépanation, plus heureuse, prendra rang définitivement en ophthalmologie. Ces tentatives, faites à plusieurs reprises, ont été abandonnées après des insuccès constants et répétés, non sans avoir fixé toutefois momentanément l'attention.

Partant de cette idée, que la cornée seule était malade et s'opposait au passage des rayons lumineux, Nussbaum (de Munich), songea à remplacer cette membrane opacifiée par une lentille de verre calquée sur les dimension et le rayon de courbure de la cornée. On supposait que cet œil ainsi fait, moitié normal, moitié artificiel, voudrait bien satisfaire aux exigences de la vision. C'était, il est à peine besoin de le dire, une idée théorique assez peu acceptable. Comment l'œil, en effet, aurait-il pu s'accommoder d'une pareille situation et ne pas réagir et protester à sa manière. Néanmoins, comme il s'agissait de cas absolument désespérés, on fit des essais sur les animaux, puis sur l'homme. Nussbaum (de Munich), remplaçait la cornée par une lentille de

verre, ressemblant assez bien à un bouton de chemise.
Abbat, quelques années plus tard, fit de nouvelles expériences, il fixait la lentille au moyen de gutta-per-
cha.

Mesner parut d'abord plus heureux dans ses tentatives de greffe, il substituait à une cornée altérée, une
cornée empruntée à un animal. Dans un certain nombre de cas, les choses se passèrent tout d'abord assez
bien, mais bientôt la nouvelle cornée perdit sa transparence, et avec elle s'évanouirent toutes les illusions
de l'opérateur. Même expérience et même résultat chez
un malade du professeur Wutzer, de Bonn. Inutile d'insister davantage sur ce point.

Nous arrivons maintenant à un procédé opératoire
qui, bien que n'ayant pu passer définitivement dans la
pratique chirurgicale, a pourtant laissé des traces importantes.

Sur un malade, Malgaigne enleva une opacité assez
étendue de la cornée; il fut assez heureux pour voir
cette tache remplacée par du tissu sain et transparent.
Malgaigne eut des imitateurs; mais les revers furent
nombreux, beaucoup plus nombreux que les succès, et
l'on renonça bientôt au procédé. Déjà et bien avant cette
époque, Larrey avait fait dans un cas l'abrasion partielle d'un leucome recouvrant toute l'étendue de la
cornée. Voici ce qu'il dit à ce sujet. (Mém. de médecine militaire et annales d'oculistique, tome X, arti-
cle de Desmares). Si la taie offre une certaine épaisseur, on peut l'enlever par petits feuillets à l'aide d'un
bistouri très-mince. J'ai eu l'occasion, ajoute Larrey, de
faire cette opération à une demoiselle de Toulon, moyen
qui a contribué à la destruction d'une taie très-an-

cienne, qui couvrait toute l'étendue de la cornée et interceptait totalement le passage de la lumière. La transparence se rétablit dans le point que j'avais aminci avec le bistouri, et cette personne put très-bien, par la suite, distinguer les objets. Larrey accordait sans doute peu d'importance à ce procédé opératoire, et il ne paraît pas l'avoir employé dans d'autres circonstances.

Quoi qu'il en soit, ces abrasions cornéennes, qui furent fort en honneur à une certaine époque, démontrèrent un fait très-important : la possibilité, dans certaines conditions, de substituer un tissu transparent à une cicatrice opaque. Cela devait donner un jour l'idée de modifier chirurgicalement ces leucomes rebelles à tous les agents thérapeutiques ordinaires. Pourtant, ce n'est point dans un pareil but que furent entreprises les premières tentatives. Le chirurgien ne se proposait pas d'obtenir une cicatrice plus transparente ; il paraissait désirer et rechercher la persistance d'une fistule cornéenne. Les rayons lumineux devaient, par cette voie artificielle, arriver jusqu'à la rétine. C'est tout au moins la conclusion qu'il est permis de déduire des recherches et expériences de M. Gradénigo, de Venise. Un pareil résultat est assez difficile à comprendre *à priori ;* on admet avec peine cette tolérance du globe oculaire devant une fistule qui ouvre largement la cornée, et expose ses milieux à l'action incessante des agents extérieurs. Ce résultat aurait pourtant été obtenu par M. Gradénigo. Chez un malade, qui avait conservé une bonne perception quantitative de la lumière, il s'établit une fistule permanente. Ce malade pouvait non seulement se conduire, mais lire les gros caractères d'imprimerie. Ce fait, resté unique, croyons-nous, mérite d'être rapporté, tout au moins à titre de curiosité.

Marin robuste, de 27 ans, perte totale de la vue à la suite d'ophthalmie granuleuse épidémique.

Malgré les soins immédiats dont il fut l'objet à l'hôpital de la marine de Venise, on ne réussit pas à prévenir la complète désorganisation de la cornée. Deux mois plus tard, la même affection envahissait l'œil droit et amenait en peu de jours la perte totale de la vue, à part la sensation quantitative de la lumière.

Au mois de mai suivant, le malade, dont on continuait à toucher journellement les paupières avec le sulfate de cuivre pour en combattre les granulations, commença à remarquer que le pouvoir visuel de l'œil gauche s'améliorait progressivement, et bientôt il vit assez pour pouvoir se passer de guide. Cette amélioration inespérée avait sa raison d'être dans la formation spontanée d'une fistule de la cornée qui, à l'instar d'une pupille artificielle, permettait dans une certaine mesure la fonction de la vue.

L'observation de ce fait encouragea l'auteur dans l'idée de doter l'autre œil d'une fistule semblable, ce qui lui réussit de la manière suivante :

Après avoir excisé, à l'aide du bistouri, presque toute l'épaisseur du centre de la cornée, il parvint au bout de fort peu de temps, en râclant la surface artificielle et en la touchant tous les jours avec la pierre bleue, à provoquer le prolapsus de la membrane de Descemet, et ensuite la formation d'un pertuis fistuleux. La vue, qui s'était améliorée à mesure que l'opération avançait, ne tarda pas à dépasser, et de beaucoup, le degré d'acuité que possédait déjà depuis trois mois l'œil gauche. Rien n'est venu depuis amoindrir ce beau résultat, et le malade peut aujourd'hui (huit mois après l'opération), non-seulement se promener seul dans la ville, mais lire facilement, sans le secours de lunettes, les gros caractères des échelles de Giraud-Teulon (*Annales d'oculistique*, tome LXV).

Pour éviter, suivant cet auteur, la cicatrisation de la fistule, il fallait donner à ses parois un revêtement épithélial. Dans son procédé opératoire, il cherchait à imiter scrupuleusement ce qu'il avait vu se produire d'une façon toute spontanée sous ses yeux. Il enlevait peu à peu, et en plusiers séances, les lamelles de la cornée, soit à l'aide du bistouri, soit avec les caustiques, de manière à mettre à nu la membrane de Descemet. Celle-ci n'était plus alors soutenue par les lames antérieures; impuissante à résister à la pression excentrique, elle s'engageait dans le trajet en formant hernie et finissait par se rompre; les lambeaux s'appliquant sur les parois leur fournissaient un revêtement épithélial; la cicatrisation devenait ainsi impossible. Mais comment l'œil pouvait-il s'accommoder d'une pareille situation? D'après M. Gradénigo, les fonctions de l'organe, d'abord fortement troublées, se rétablissent bientôt et tout rentre -dans l'ordre. Il aurait seulement remarqué, comme conséquence ultérieure, un léger aplatissement de la cornée, sans atrophie du globe oculaire. Peut-être aussi n'a-t-il pas eu l'intention de dire, en parlant de fistule permanente, que, chez son malade, l'ouverture cornéenne était restée complètement libre. En tout cas, dans tous les faits dont nous avons eu connaissance, la perte de substance a toujours été comblée par un travail réparateur. Mais, chose importante, ce tissu nouveau a été généralement plus transparent que celui de la cicatrice. C'est là un phénomène digne d'attention, et dont l'explication paraît assez embarrassante. On comprend à la rigueur qu'un leucome partiel, totalement enlevé, soit remplacé par du tissu transparent, les lames cornéennes voisines faisant elles-mêmes les frais de la réparation ; mais on comprend plus difficilement, qu'au milieu d'une cicatrice excisée en partie, il puisse se faire une production d'un tissu nouveau se rapprochant, par sa transparence, de celle qui est propre aux éléments de la cornée. La membrane de Descemet, constituée par du tissu amorphe vitreux, paraît résister avec une très-grande énergie aux causes qui détruisent et désorganisent le tissu cornéen proprement dit. La trépanation faite, les bords de la fistule se trouvent donc entourés par les éléments de la Descemet ; ceux-ci se rapprochent les uns des autres et finissent par combler la perte de substance ; c'est là, du moins, l'opinion que l'on trouve exprimée dans le Mémoire de M. Gayat. Voici ce que dit cet auteur :

« C'est la Descemet, les débris de l'iris atrophiée, les membranes vitreuses de formation nouvelle et le corps vitré lui-même, en l'absence du cristallin, qui viennent combler la perte de substance faite à la cornée opaque. »

Nous devons nous arrêter un instant sur les propriétés physiques de cette membrane obturatrice. Celle qui succède à une première trépanation est quelquefois encore assez solide et d'une certaine épaisseur ; mais si l'on fait une série d'opérations, la perte de substance n'est plus comblée que par une lamelle de plus en plus mince, et l'on finit par avoir cette substance vitreuse, analogue à la membrane de Descemet. Seul, du reste, l'examen histologique pourrait décider de sa nature véritable.

Quoi qu'il en soit, on obtient ainsi un degré de transparence suffisant pour permettre le passage des rayons lumineux.

On aurait tort, pourtant, de s'attendre à des résultats complets ; tout s'y oppose, et il suffit de considérer un instant dans quelles conditions détestables se présente le globe oculaire, pour revenir immédiatement à des visées plus modestes. En admettant même que la cornée seule soit malade, c'est-à-dire en raisonnant dans l'hypothèse la plus favorable, on ne peut rien espérer de mieux que de rendre une partie de la vision centrale, le champ visuel restant toujours forcément limité. Mais les lésions ne sont pas toujours limitées à la cornée ; une inflammation violente a pu intéresser les milieux et détruire la sensibilité des membranes. C'est là une inconnue qu'il importe au plus haut degré de dégager ; malheureusement, la chose est souvent difficile ; nous tâcherons néanmoins, en esquissant rapidement les indications et contre-indications, de donner les moyens les plus propres pour arriver à ce résultat.

Le chirurgien peut intervenir, croyons-nous, lorsqu'il se trouve en présence d'un leucome complet de la cornée, ayant résisté à l'emploi des agents d'irritation locale (poudre de calomel, pommade à l'oxyde jaune de mercure, etc.); ces moyens sont, du reste, à peu près inefficaces dans le cas de cicatrice épaisse, résistante et absolument opaque. La trépanation peut rendre à cet individu, complètement aveugle, une partie de la vue ; cette amélioration, si légère qu'elle nous paraisse, sera peut-être pour lui un résultat considérable. Un autre motif plaide en faveur de l'intervention; on agit sur du tissu de cicatrice qui a perdu les propriétés de la cornée; l'opération sera donc peu douloureuse, et si les tentatives restent stériles, le malade n'aura pas, au moins, supporté de souffrances très-vives.

Bien entendu il ne faut rien promettre au malade, on lui fera seulement entrevoir la possibilité d'une très-faible amélioration ; lui promettre autre chose serait l'exposer à une désillusion cruelle. Presque toujours, en effet, l'état des parties profondes nous échappe plus ou moins complètement, et le résultat de l'opération reste forcement très-problématique.

Il est à peine besoin de mentionner certaines contre-indications, tant elles sont évidentes et faciles à saisir. Ainsi la trépanation ne sera pas faite si le malade a conservé d'un côté une vision satisfaisante. Les résultats obtenus, sur l'œil malade, toujours assez médiocres, ne pourraient lui être d'aucune utilité. Elle ne sera pas tentée non plus si l'œil est en voie d'atrophie. Voici pourtant ce que dit, sur ce point, M. Gayat : « pour ce qui est des yeux en voie d'atrophie et complètement insensibles aux sensations lumineuses, la tentative opératoire est parfaitement légitimée par les raisons suivantes : 1° elle ne peut compromettre ce qui est perdu ; 2° elle ne s'accompagne pas de réactions douloureuses et prolongées ; elle laisse entrevoir la possibilité d'un succès à ceux qui, sans elle, sont voués à une cécité dé-finitive. »

Il serait très-profitable, nous l'avons déjà vu, de connaître exactement l'état des parties profondes. Ce point spécial, si important pour les suites de l'opération est très-difficile à élucider ; il ne faut donc pas négliger deux procédés, capables de donner des renseignements assez précis ; c'est la recherche des phénomènes et de la perception lumineuse. La perception quantitative de la lumière, quand elle existe à un degré suffisant, indique à n'en pas douter l'intégrité des membranes profondes, mais pour acquérir à cet égard une certitude absolue, il faut que le malade puisse percevoir à 20 pieds un faible éclairage. Il est toujours bon dans ces cas de constater l'état de la perception lumineuse dans les différentes parties du champ visuel. S'il existe des décollements de la rétine, on pourra de la sorte les reconnaître.

Quant aux phosphènes, leur recherche pourra être très-fructueuse chez un malade intelligent et attentif ; mais elle ne tranchera encore qu'une partie du problème en montrant, si la rétine est ou non pourvue de sa sensibilité spéciale, l'état du cristallin restant toujours forcément douteux. Ainsi que le fait remarquer M. Wecker dans les *Annales d'oculistique* de 1872, si l'on avait la certitude que le cristallin s'est échappé pendant la suppuration de la cornée, ce serait une raison de plus pour tenter l'opération ; on serait sûr de ne point rencontrer cet organe opacifié.

Le manuel opératoire et les soins consécutifs, ne nous arrêteront pas longtemps ; il est cependant quelques points à signaler. L'opération est peu ou pas douloureuse, il sera donc inutile d'endormir le malade ; l'œil sera seulement maintenu immobile au moyen de la pince à fixation, et l'on' aura soin, à moins d'indication spéciale, de tailler la rondelle au centre même de la cornée. Il bon d'être prévenu de la résistance et de la dureté excessives de certains leu-

comes; résistance et dureté obligeant souvent le chirurgien à replacer plusieurs fois de suite l'instrument
pour achever la section. Il faut apporter dans cette manœuvre la plus grande prudence afin d'éviter la lésion
du cristallin sur l'absence duquel on n'aurait pas de
renseignements précis. Pour se mettre à l'abri d'un
pareil accident, on aura la précaution, surtout en ap-
prochant de la chambre antérieure, de retirer rapidement la lame coupante, après la chute du ressort. Les
soins consécutifs sont fort simples; on maintiendra
pendant quelques jours un bandeau compressif sur
l'œil opéré. Nous croyons inutile de revenir sur le manuel opératoire de M. Gradénigo, celui de M. Wecker,
plus simple, plus facile et moins douloureux pour le
malade, nous paraissant devoir mériter la préférence.

Voici maintenant un certain nombre d'observations
que M. le Dʳ Wecker a bien voulu nous permettre de
reproduire; nous les devons à l'obligeance de son chef
de clinique M. Baudry.

Obs. I. — M. H..., 23 ans, sergent-major au 4ᵉ zouave, vient à la
clinique de M. de Wecker au mois de juin 1872.

A la suite d'une ophthalmie purulente, leucome des deux côtés;
opacité complète. Perception quantitative de la lumière à vingt pieds.

En dix mois, du 5 juin 1872 au 3 avril 1873, on lui fait cinq trépanations successives sur l'œil gauche, portant toujours sur le centre
de la cornée.

Actuellement, novembre 1873, le malade compte et reconnaît les
doigts à la distance de 15 à 20 centimètres; il distingue assez facilement les gros objets. On remarque seulement qu'il est souvent obligé
de chercher quelques instants avant de pouvoir rencontrer dans l'axe
visuel, l'objet présenté sous ses yeux.

Obs. II. — M. B..., boucher à Blois, à la suite d'ophthalmie purulente, leucome complet de la cornée droite, l'œil présente en outre de
ce côté, des traces nombreuses de cautérisation.

Du côté gauche, il existe également un leucome présentant, dans une petite étendue un amincissement translucide, accolé à un vestige de l'iris.

Perception lumineuse de l'œil gauche à 20 pieds, L'œil droit a une faible perception à 10 pieds.

10 mai 1873. Trépanation de la cornée gauche, un peu au-dessous de sa partie centrale ; un lambeau d'iris est enlevé avec la rondelle cicatricielle. Le malade compte les doigts à 1 décimètre.

On n'a rien tenté du côté droit, la faible perception lumineuse faisant penser à l'existence de lésions des parties profondes.

19 juin. Deuxième trépanation. Il se fait un léger prolapsus du corps vitré. Le malade continue à compter les doigts. Les jours suivants on voit disparaître le prolapsus du corps vitré, et il se forme au niveau de la perte de substance une membrane vitreuse, translucide.

Obs. III. — M. R..., 13 ans. Dans son enfance ophthalmie purulente.

Phthisie de l'œil gauche ; leucome complet de la cornée droite.

Point de perception lumineuse à gauche ; du côté droit perception lumineuse à 20 pieds.

7 mai. Première trépanation de l'œil droit. A la suite de plusieurs opérations successives, le tissu cicatriciel s'amincit de plus en plus et présente une lame translucide, à travers laquelle le malade peut facilement reconnaître les doigts.

Ces trois malades se présentaient dans des conditions à peu près identiques ; tous trois avaient perdu la vue après une ophthalmie purulente qui avait laissé les cornées complètement opaques. Ils jouissaient, au moins du côté opéré, d'une bonne perception quantitative de la lumière. La trépanation a aussi donné des résultats sensiblement les mêmes ; pourtant le succès a été plus frappant chez le premier opéré. Ayant remarqué que des trépanations multiples déterminaient la formation d'une membrane plus mince et par conséquent plus favorable à la vision, M. Wecker fit chez ces trois malades une série d'opérations variant entre deux et cinq.

Les suites ont été très-simples, aucun accident n'a été signalé. Après une des opérations on put observer un léger prolapsus du corps vitré, mais le globe oculaire reprit rapidement sa forme, et il ne survint ultérieurement aucune complication.

Dans un cas, M. Gayat, vit se produire à la suite de la trépanation, une diminution assez rapide du volume de l'œil. « Il y a tout lieu de croire, fait remarquer cet auteur, qu'il s'agissait d'une simple coïncidence, car le fait a eu lieu sans réaction inflammatoire et sans douleurs, comme s'il s'était agi de l'atrophie lente et progressive dont de pareils yeux sont souvent le siége. »

L'œuvre du chirurgien n'est pas terminée après l'opération, il reste encore d'autres indications à remplir, mais sur ce point nous allons encore une fois céder la parole à M. Gayat : « l'aplatissement de la cornée, résultat de son atrophie cicatrielle (leucome), a déjà donné au bulbe oculaire la forme de l'œil hypermétrope ; d'autre part, l'absence habituelle et toujours désirable de la lentille cristallinienne ajoute encore à cette hypermétropie ; la faible procidence de la hernie vitreuse, à travers l'orifice trépané est loin de compenser l'influence de ces deux causes d'hypermétropie, celle-ci, d'ailleurs, est très-considérable, et les verres destinés à la corriger, au moins en partie, devront toujours être choisis parmi les numéros élevés des verres à cataracte. Ces mêmes verres agissant comme verres grossissants, ont encore l'avantage de remédier à l'amblyopie habituelle de pareils yeux. »

On peut se demander, si le résultat obtenu sera durable. Il est sans doute difficile de repondre, d'une façon catégorique, à une pareille question. Nous pouvons dire

pourtant que chez un des malades, la dernière opération a été faite il y a huit mois et que depuis cette époque le résultat ne s'est pas démenti.

CORNÉE CONIQUE

Le traitement de la cornée conique est sans contredit
un des problèmes les plus difficiles de la thérapeutique
oculaire. Un grand nombre de procédés ont été employés
et ont paru tout d'abord donner des résultats satisfaisants. Aucun pourtant n'a pu jusqu'à ce jour se maintenir sans conteste dans la pratique chirurgicale. Nous
passerons rapidement en revue ceux qui se rapprochent
de la trépanation par quelque analogie.

De Graefe le premier eut l'idée de traiter la cornée
conique en agissant sur le cône lui-même et non plus
sur l'iris, comme on l'avait fait auparavant. Sans pénétrer dans la chambre antérieure, il enlevait sur le sommet du cône un petit lambeau de 2 millimètres d'étendue
environ, puis, de temps en temps, il touchait la plaie
avec la pointe d'un crayon de nitrate d'argent. On obte-
nait ainsi un ulcère assez large, dont la rétraction cicatricielle devait amener la réduction de la courbure cornéenne et la disparition du cône. Il restait, après
guérison de l'ulcère, une opacité centrale, nécessitant
plus tard la formation d'une pupille artificielle. — Cette
opération de de Graefe, fort délicate et très-douloureuse
pour le malade, donna pourtant de bons résultats entre
les mains de plusieurs chirurgiens ; malheureusement
l'amélioration ne fut, dans la plupart des cas, que pas-
sagère et bientôt des récidives nombreuses furent si-
gnalées.

On songea alors à modifier le manuel opératoire et on y réussit de plusieurs façons différentes.

M. Bader fit part au congrès ophthalmologique de Londres (1872) de ses expériences à cet égard ; voici comment il s'exprimait devant les membres de cette réunion scientifique : « J'ai l'habitude de faire une section à lambeau au moyen d'un couteau à cataracte, de saisir ce lambeau avec des pinces et d'en exciser au moyen des ciseaux une parcelle de la dimension d'une tête d'épingle. La chambre antérieure ouverte, l'humeur aqueuse s'écoule et l'œil reste couvert d'un bandage jusqu'à guérison.

« Ces cas offrent cette particularité, qu'on ne peut en pronostiquer le degré d'amélioration future. Ce que je puis dire cependant, c'est que j'en ai traité dix-sept par ce procédé et tous avec un tel succès, que c'est à lui que désormais je recourrai toujours. Parfois une myopie légère succède à la cicatrisation ; d'autres fois, c'est une hypermétropie très-élevée.

Au début de nos essais, je faisais la suture ; ce cas est le premier où celle-ci n'a pas été pratiquée et le résultat est des plus parfaits. Depuis lors, j'en ai opéré plusieurs sans suture. »

Un membre du congrès ayant demandé si les malades avaient eu des synéchies antérieures après l'opération, M. Bader répondit que cette complication n'était point survenue dans tous les cas où la suture n'avait pas été pratiquée.

Les opérations de de Graefe et de Bader avaient, il est facile de le voir, le même point de départ. Les deux chirurgiens produisaient une perte de substance qui devait amener forcément une rétraction cicatricielle ulterieure. Elles différaient pourtant sur un point unique, mais important ; dans l'une, on ouvrait la chambre antérieure, et dans l'autre, au contraire, on respectait les lames profondes de la cornée.

Frappé des difficultés inhérentes à l'opération de Graefe, Bowman résolut de la modifier à son tour. Son procédé n'est, en somme, que celui de Bader perfectionné. Ce dernier excisait un lambeau au moyen d'un couteau à cataracte et de ciseaux ; Bowman eut l'idée ingénieuse d'employer une espèce d'emporte-pièce, qui constitua l'instrument appelé depuis trépan oculaire. Voici ce que dit le chirurgien de Londres sur les suites de son opération ; ce passage nous a paru trop intéressant pour ne pas être rapporté en entier : « La difficulté qu'on éprouve à maintenir l'ouverture cornéenne ainsi produite, est fort étonnante, et, en effet, la plaie montre une grande tendance à l'occlusion, à ce point que je me suis servi de ce même instrument (trépan) quand j'ai voulu créer une fistule cornéale temporaire.

« J'ai constaté qu'après quelques jours ou une semaine, la plaie se fermait, sinon au bout de ce temps, au moyen d'un tissu cicatriciel, au moins par un épanchement de liquide plastique empêchant l'issue de l'humeur aqueuse.

« J'ai tenté sans succès l'établissement d'une fistule pendant des semaines, particulièrement dans un cas (je crois qu'il s'agissait d'un ulcère serpigineux du bord de la cornée) qui avait résisté à tout traitement, y compris l'acide phénique. Elle persista à se fermer. Nous pouvons donc dire que les plaies de la cornée ont une tendance particulière à se cicatriser, tendance propre à nous encourager dans l'ablation complète du sommet du cône, en y comprenant toute la couche cornéenne. Jamais je n'ai assisté à la perte d'un œil. Cette opération pourrait difficilement la provoquer, à moins qu'on ait enlevé une portion trop étendue, ce qui mettrait obstacle à la réunion par insuffisance de tissu. L'absence de réunion n'est donc pas à craindre.

« Voici les suites habituelles de l'application de ces instruments : excessivement peu d'irritation ; dans un espace de temps très-limité, rétrécissement de la plaie par suite de la contraction du tissu cornéen vers cette plaie centrale ; son occlusion au bout d'une semaine ou au plus de quinze jours. La suture n'a pas été reconnue nécessaire ; chaque fois que la rondelle enlevée était considérable, l'iris est venu se prendre d'adhérence avec quelques parties de la cornée, circonstance peu importante d'ailleurs, car après la réunion des lèvres de la plaie, il suffit d'aller détacher la synéchie avec une aiguille. On peut pratiquer une iridectomie dans ce cas au moment même de la trépanation, afin de rendre ainsi l'adhérence impossible.

« Je l'ai faite une fois, et le résultat a été bon ; cependant, je n'aime pas l'iridectomie dans ce cas, car elle tend à la diminution de l'acuité visuelle » (Congrès ophthalmologique de Londres de 1872).

Bowman ajoutait, en note : « Postérieurement à cette communication, j'en suis venu à ne plus faire franchir à la tréphine que les trois-quarts de l'épaisseur de la cornée. J'enlève ensuite le disque limité à cette épaisseur avec des pinces et une large aiguille, puis je ponctionne le centre de la lame restante, et renouvelle cette paracentèse à mesure de la reproduction du liquide de la chambre antérieure. On évite ainsi l'établissement de synéchies. C'est un perfectionnement de la méthode qui m'a procuré quelques excellents résultats, et pas d'insuccès.

M. le Dr Abadie a aussi apporté quelques modifications au manuel opératoire. Ainsi, au lieu de détacher complètement la rondelle cornéenne au moyen du trépan, il se sert, comme on pourra le voir dans l'observation ci-jointe, de ciseaux pour sectionner les dernières couches de la cornée. En imitant cette conduite, le chirurgien sera beaucoup moins exposé à la blessure du cristallin ; il est plus facile, en effet, de diriger la pointe des ciseaux que la lame coupante d'un instrument, toujours susceptible de pénétrer trop profondément,

M. Abadie a encore modifié d'une autre façon le manuel opératoire ; il remplace l'iridectomie par une iridotomie faite séance tenante au moyen des ciseaux de Wecker ; grâce à la rétraction des bords de l'iris, il se forme, après reproduction de la chambre antérieure, une fente triangulaire suffisante pour permettre le passage des rayons lumineux, et assurer la vision compromise par l'existence de l'opacité centrale.

Observation de M. le D^r Ch. Abadie.

Interrogé sur ses antécédents, le jeune homme dont il s'agit prétend avoir toujours eu une excellente santé ; son père et sa mère sont bien portants et ont de bons yeux. Il a un frère et une sœur, plus âgés que lui, qui ont joui jusqu'ici d'une bonne santé, et qui ne se sont jamais plaints de leur vue.

Il y a dix-huit mois environ, sans cause appréciable, la vision de l'œil gauche commença à devenir mauvaise, et, après des progrès lents, mais continus, il survint sur cet œil une amblyopie considérable. Quatre à cinq mois plus tard, l'œil droit commença à être atteint à son tour, la vision diminua peu à peu sans la moindre douleur, et devint tellement mauvaise, que le malade fut obligé de cesser toute espèce d'occupation.

Actuellement ce jeune homme se présente avec toutes les apparences extérieures d'une santé parfaite, et paraît avoir le développement normal de son âge. Quand on l'examine de face, les yeux présentent quelque chose d'irrégulier, d'indéfinissable, qui attire déjà l'attention. Mais si on le regarde de profil, on est de suite frappé de la forme particulière de la cornée qui est proéminente fortement en avant et affecte une forme conique très-prononcée. Le diagnostic est tellement facile, qu'il n'est nullement besoin de se servir de l'éclairage oblique ou de l'ophthalmoscope.

Néanmoins, le malade est soumis à ces examens, qui permettent de constater au sommet du cône, du côté gauche, un léger nuage dans l'épaisseur de la cornée. Quant au fond de l'œil, il paraît normal; seulement l'image de la papille est déformée et tiraillée, par suite de l'astigmatisme irrégulier porté ici à un haut degré.

La recherche de l'acuité visuelle montre qu'elle est inférieure à 1/10, de telle sorte qu'à 20 pieds le malade ne peut lire aucun caractère de Snellen. Avec les verres concaves n° 5, qui donnent le maximum de vision, il parvient à déchiffrer le caractère n° 200; le disque sténopéique, percé d'un trou très-fin, la fait monter à 2/7. La vision de près est aussi très-mauvaise, et ce n'est qu'en plaçant littéralement le nez sur son livre que le malade parvient à lire les caractères de grandeur ordinaire n° 3 1/2.

Le malade étant endormi avec le chloroforme, la lame coupante circulaire du trépan est disposée de telle sorte qu'elle ne puisse s'enfoncer que d'un demi-millimètre environ dans l'épaisseur du tissu cornéen. Cela fait, on l'applique exactement sur le sommet du cône, aminci, comme on sait, en pareil cas; pais on lui imprime un mouvement de rotation, et elle s'enfonce dans la cornée, en circonscrivant dans une fente circulaire une rondelle de 1 millimètre 6 dixièmes de diamètre, comprenant tout le sommet du cône. Saisissant alors avec des pinces à griffes cette portion de tissu presqu'entièrement détachée, 'achève de l'exciser en quelques coups de ciseaux.

Dans le cas spécial dont il s'agit, c'est-à-dire avec un œil dont toutes les parties, sauf la cornée, sont restées normales, cette pratique nous semble préférable à celle qui consiste à enlever d'un seul coup la rondelle; car, en agissant aussi violemment, on risque de pénétrer trop loin dans la chambre antérieure et de blesser le cristallin. Après cette ablation complète du sommet du cône, la chambre antérieure se trouve largement ouverte, l'humeur aqueuse s'écoule au dehors, et l'iris s'applique contre la face postérieure de la cornée.

J'introduis séance ténante, à travers cette large ouverture, des ciseaux à iridotomie, instrument fort ingénieux imaginé par M. de Wecker, et je sectionne l'iris en bas, dans la direction du diamètre vertical de l'œil, depuis son bord pupillaire jusqu'à son insertion ciliaire. Ce second temps de l'opération doit nous arrêter un instant, et mérite d'être décrit avec quelques détails. Les ciseaux à pointes mousses, et dont les branches sont disposées de telle sorte qu'on peut les entr'ouvrir largement, même à travers une petite ouverture, sont introduits fermés dans la chambre antérieure. Faisant ensuite entr'ouvrir les deux branches, on cherche à glisser l'une d'elles entre l'iris et la cornée, et l'autre entre l'iris et le cristallin. Il est assez difficile de faire pénétrer la première des branches entre l'iris et la cornée, ces deux membranes étant maintenues en contact par la pression intra-oculaire qui, bien qu'affaiblie, existe encore en partie. Dans cette manœuvre, l'iris se laisse refouler en s'enroulant sur lui-même ; aussi, il faut, pour qn'elle réussisse, presser avec assez de force contre la face postérieure de la cornée : on se fait ainsi de la place et on passe alors aisément. L'introduction de la seconde branche en arrière, entre l'iris et le cristallin, ne présente pas de difficultés ; mais il est évident que cette manœuvre doit être faite avec beaucoup de soin et de pré-caution, afin de ne pas léser la cristalloïde antérieure. Quand les deux branches sont ainsi disposées, et que leurs extrémités arrivent jus-qu'aux limites de la chambre antérieure, on sectionne d'un seul coup toute la largeur de l'iris, depuis l'ouverture pupillaire jusqu'à l'inser-tion ciliaire, et l'on dégage aussitôt l'instrument. Après cette section, la fente pupillaire qui en résulte est extrêmement étroite, linéaire, ce qui tient à la contraction de l'iris, qui reste permanente tant que la chambre antérieure est largement ouverte, et que l'humeur aqueuse s'écoule au dehors.

L'opération terminée, on applique le bandeau compressif, et le malade est placé dans un repos absolu.

Au bout de vingt-quatre heures, la chambre antérieure n'était pas encore reformée, l'œil était injecté, les bords de la fente pupillaire artificielle se touchaient. Nouvelle application du bandeau compressif.

Le surlendemain la chambre antérieure commençait à se reformer, mais elle était encore très-peu profonde ; au niveau de la perte de substance de la cornée, on voyait un détritus grisâtre dont la résistance paraissait suffisante pour s'opposer à l'écoulement de l'humeur aqueuse. Le reste du tissu de la cornée était légèrement trouble : l'injection périkératique avait diminué et la fente pupillaire était déjà moins étroite. Bandeau compressif. Le troisième jour, chambre antérieure profonde, cornée encore légèrement trouble, détritus grisâtre au fond de la plaie, fente pupillaire plus large et commençant à prendre la forme d'un V. Voulant éviter une cicatrisation trop rapide, je touche légèrement avec l'extrémité d'un stylet mousse le fond de l'ulcère, et je pénètre aisément dans la chambre antérieure sans occasionner de souffrances au malade. L'humeur aqueuse s'écoule de nouveau. Bandeau compressif.

Quatrième jour. L'ouverture faite la veille est déjà cicatrisée; la chambre antérieure existe à nouveau, bien peu profonde.

Les jours suivants, la chambre antérieure gagna de plus en plus en profondeur ; la réparation du tissu enlevé et la cicatrisation se firen peu à peu sans incident notable, la fente pupillaire s'agrandit en prenant la forme d'un V, et enfin, au bout d'un mois environ, l'on pouvait se rendre compte des résultats obtenus.

Au niveau de la perte de substance, le tissu cicatriciel opaque, parfaitement délimité, occupe une étendue moindre que celle de la portion de cornée enlevée et correspond à l'ouverture pupillaire. Celle-ci, lorsqu'elle est contractée sous l'influence d'une lumière assez vive, est cachée presque complètement. Examinée de profil, la cornée paraît beaucoup plus aplatie qu'elle ne l'était auparavant; le sommet du cône a disparu, et est remplacé par une surface plane correspondante. La fente pupillaire, résultant de l'iridotomie, située à la partie inférieure du diamètre vertical de l'œil, présente la forme d'un V, dont le sommet correspond à l'insertion ciliaire de l'iris. L'écartement des deux branches du V est produit par la rétraction des deux extrémités du sphincter iridien; l'une d'elles est très-légèrement enclavée dans la plaie cornéenne, l'autre est libre.

Je me propose de tatouer la tache centrale résultant de la cicatrice, et de la rendre moins apparente.

Quant à l'amélioration de la vision obtenue par ce procédé, elle est considérable. Le malade lit très-couramment les caractères ordinaires d'imprimerie n° 3 1/2 à la distance de 12 centimètres, et son acuité à distance est égale à 2/7.

Cette observation, prise avec tous les détails nécessaires, nous dispensera de longues réflexions. Le résultat obtenu est, sans contredit, fort remarquable, et tout porte à penser qu'il est définitif. Sous ce rapport pourtant, il faut faire des réserves et attendre ce que l'avenir apprendra. S'il est prouvé que cette opération donne des résultats définitifs supérieurs à ceux des autres méthodes, il faudra y avoir recours, et ne pas reculer devant les difficultés inséparables du manuel opératoire.

CONCLUSIONS.

Le trépan a été appliqué au traitement de plusieurs affections de la cornée, telles que staphylôme partiel, kératocone et leucome.

Pour le staphylôme, il paraît surtout convenir dans le cas de cicatrice épaisse, trop résistante pour céder à l'iridectomie et aux paracentèses.

Les résultats obtenus ont été les suivants : affaissement et rétraction des parois, avec conservation d'une partie transparente permettant de faire une pupille artificielle.

Il a fallu plusieurs opérations pour obtenir ce résultat.

La trépanation peut être faite dans le cas de leucome total de la cornée, avec perte complète de la vue.

On intervient d'une façon utile, seulement chez les malades qui conservent une bonne perception quantitative de la lumière ; l'absence de ce signe indique forcément des lésions profondes qui rendraient toute tentative infructueuse.

Après une série de trépanations, on obtient, en général, une membrane vitreuse translucide et assez mince.

Hudellet.   4

Le malade peut recouvrer une partie de la vision centrale ; le résultat est quelquefois nul.

Comme dans le cas de staphylôme, plusieurs opérations sont habituellement nécessaires.

Le trépan a été également plusieurs fois appliqué au traitement de la cornée conique.

Il a donné des résultats immédiats satisfaisants.

On peut, dans ce cas, substituer à l'iridectomie, l'iridotomie inférieure ; celle-ci ouvre une voie suffisante pour rétablir la vision compromise par l'opacité centrale.

INDEX BIBLIOGRAPHIQUE.

ABADIE. *Bulletin de la Société de chirurgie*, année 1873.

ABBAT. De la cornée artificielle. *Bulletin de thérapeutique* (1862) et congrès international d'ophthalmologie, 2e session, Paris (1869).

BADER. Traitement de la cornée conique. Congrès ophthalmologique de Londres (1872).

BOWMAN. Cornée conique et son traitement. *Annales d'oculistique*, t. XVIV et congrès ophthalmologique de Londres (1872).

DESMARRES. Traité des maladies des yeux et lettres sur la guérison des taches de la cornée, par l'abrasion des lamelles opaques, *Annales d'oculistique*, t. IX.

GAYAT. Mémoire sur la trépanation dans le cas de leucome et d'atrophie de la cornée.

GRAEFE (de). Du Kératocone, traduit dans les *Annales d'oculistique*, t. LX.

GRADÉNIGO. De la fistule cornéenne artificielle. Mémoire in *Journal des sciences médicales de Venise*, reproduit en partie dans *Annales d'oculistique*, t. LXV.

LARREY. *Annales d'oculistique*, t. X.

MALGAIGNE. De l'abrasion de la cornée, in *Journal de chirurgie*, 1844.

MARTIN (Charles). Compte-rendu de la clinique de M. Wecker pour l'année 1872.

RATIVEAU. De la cornée conique et de son traitement, thèse de doctorat, Paris, 1873.

WECKER (de). *Annales d'oculistique* de 1872.

A. PARENT, imprimeur de la Faculté de Médecine, rue Mr.-le-Prince, 31.